AF586970

DISCUSSION

MÉDICO-LÉGALE,

SUR

LA MONOMANIE HOMICIDE,

A PROPOS DU MEURTRE

COMMIS

PAR HENRIETTE CORNIER.

Par J.-L. Michu,

DOCTEUR EN MÉDECINE.

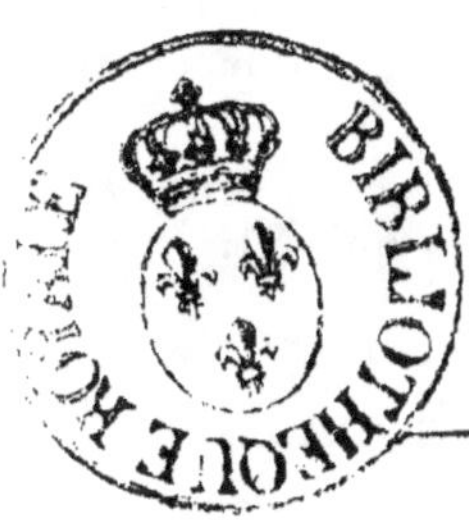

Anima et corpus sunt duæ in homine partes
Junctæ interse concordiâ quâdam discordi.

Inst. Lips. de Const. cap. V:

PARIS,

CHEZ LE PORTIER DE L'AUTEUR,

Rue St-Honoré, n.° 108.

ET CHEZ LES PRINCIPAUX LIBRAIRES.

1826.

OUVRAGES DE L'AUTEUR.

1. Plan de Topographie médicale, précédé d'une Esquisse sur les tempéramens. — *Rouen*, 1800. 2 fr.
2. Monographie des fièvres adeno-meningées. (pituiteuses.) — *Paris*, 1813. 1 fr. 50 c.
3. Observation d'un épanchement sanguin dans la poitrine, présumé consécutif, suivi de réflexions. — *Mém. de la Société médicale d'Émulation*, 1821.
4. Observations pour servir à l'histoire des hydatides. — *Annales du Cercle médical*, 1re *année*.
5. Observation pour servir à l'histoire de la rage et des maladies causées par la frayeur, suivie de réflexions. — *Paris*, 1822. 1 fr.
6. Doctrine médicale expliquée d'après les théories enseignées depuis Hippocrate jusqu'à M. Broussais. — *Paris*, 1824. 6 fr.

CES OUVRAGES SE TROUVENT CHEZ :

COMPÈRE, rue de l'École de Médecine, n. 8.
GABON, même rue, n. 12.
BECHET jeune, place de l'École de Médecine, n. 4.

DISCUSSION

MÉDICO-LÉGALE

SUR LA MONOMANIE HOMICIDE.

Le double meurtre commis par Papavoine (1), et l'horreur qu'il a inspirée, le présente, par son analogie, comme un terme hideux de comparaison avec le crime imputé à Henriette Cornier : on est même porté à demander quel est, des deux meurtriers, celui qui s'est montré le plus cruel. Notre réponse à cette question ne serait pas à l'avantage de la fille Cornier, si elle avait agi avec discernement.

En prenant la plume dans cette circonstan-

(1) On sait que Papavoine a assassiné deux enfans dans le bois de Vincennes, et qu'il a péri sur un échafaud, quoique l'instruction n'ait pas découvert les motifs qui le portèrent à commettre cet horrible attentat.

ce, nous ne nous sommes pas proposé de soustraire un coupable à la vindicte publique. Si l'instruction judiciaire fait connaître les motifs du meurtre commis rue de la Pépinière, et qu'il soit établi que son auteur jouissait du libre exercice de sa raison, cet écrit ne doit pas être invoqué pour sa justification.

Les considérations dont nous allons embrasser l'examen sont d'une application générale, et tendent à établir que le meurtre commis sans motifs doit être regardé comme un acte de folie, qu'il peut être le résultat d'un premier accès d'aliénation mentale, et que, dans de tels cas, l'application de la peine capitale ne saurait être justifiée que par la sévérité mal entendue de la loi.

On ne condamne pas à périr sur l'échafaud l'insensé qui, dans un accès de fureur, a donné la mort.

Est-il nécessaire, pour constituer un individu en état de folie, qu'il en ait offert des indices précurseurs, ou qu'il en ait eu plusieurs accès? Cette opinion n'a dû prévaloir jusqu'à ce jour, que parce qu'on n'y a pas assez réfléchi, et que la question n'a pas été envisagée sous le point de vue qui nous a frappé, et dont l'impression a été assez vive pour nous porter à émettre aujourd'hui un sentiment opposé.

Avant de nous engager dans une discussion de la gravité de celle qui nous occupe, nous en avons calculé l'importance, et nous y eussions renoncé, sans la confiance que donne la conviction, et principalement sans le zèle que nous avons puisé dans notre amour de l'humanité.

Les physiologistes savent que les penchans et les déterminations diffèrent chez l'homme en raison de l'individu matériel, c'est-à-dire que chacun obéit aux impulsions qui naissent de l'organisation qui lui est propre, et que les traits du caractère et de la conduite qui en dérivent ont une empreinte originelle qui est, toutes choses égales, la même pour tous; mais que les habitudes, les exemples, le raisonnement, en d'autres termes, que l'éducation, bonne ou mauvaise, parvient à modifier de manière à produire les nuances infinies que présente l'état moral de chaque individu, de telle sorte que la mesure des actions répréhensibles, la gravité des délits et l'énormité des crimes peuvent se déduire, en général, de la moralité acquise à chacun en particulier.

L'homme brut a donc besoin de culture pour éclairer sa raison, afin qu'il puisse comprendre et remplir sans écarts ses devoirs religieux et ses obligations envers la société.

Cette proposition établie, on voit en dépendre naturellement la nécessité d'imprimer une bonne direction à l'esprit public, en portant, dans toutes les institutions, le sentiment du vrai et du juste; et si, comme l'a dit Cabanis, « c'est dans l'organisation même de la race humaine qu'est placé le principe de son perfectionnement, » à quelle hauteur de sagacité, de lumières et de sagesse ne doivent pas s'élever le législateur et le moraliste chargés d'améliorer l'éducation sociale?

Par suite du même principe, combien le juge ne rehausse-t-il pas sa dignité, lorsqu'après avoir condamné un coupable, dans le cas où l'inflexibilité de la loi ne lui a pas permis d'en modifier la rigueur, il s'attache à chercher, dans les circonstances dépendantes des habitudes de l'homme et de sa position sociale, des motifs de le recommander à la clémence du souverain, manière heureuse d'appeler et de devancer, en quelque sorte, la révision des lois criminelles.

S'il y a des considérations qui peuvent atténuer le crime, lorsqu'il a été commis avec le sentiment de la honte qui s'y attache et de la punition qui lui est applicable, quelles réflexions pénibles n'aura pas à faire le physiologiste, lorsqu'il sera persuadé que l'on peut envoyer à l'échafaud des individus jugés sains de raison, et qui ne se sont portés aux actes de férocité dont on les accuse que par suite d'une aberration de leurs facultés qui ne leur permettait pas de suspendre ni de raisonner leur détermination.

C'est dans une telle disposition d'esprit que nous nous sommes attachés à former notre opinion, et que nous allons présenter les raisonnemens qui nous paraîtront propres à la faire partager.

S'il y a deux êtres dans l'homme, l'être physique et l'être moral, dont l'accord soit nécessaire à l'action régulière des fonctions vitales; si l'exercice des facultés intellectuelles surtout se trouve étroitement lié au mécanisme de l'organisation, et que, lorsque ce mécanisme vient à se déranger, le caractère des idées change, ce qui peut amener depuis la moindre nuance imprimée à l'imagination jusqu'à la perversion des sentimens qui appartiennent à l'homme et distinguent sa nature, combien ne doit-il pas être utile de rendre compréhensibles des phénomènes qui, appréciés avec discernement, peuvent servir, en matière criminelle, à éclairer les juges, et par là préserver leurs décisions des empreintes d'une erreur funeste. Cette mission, qui sera l'œuvre trop tardive du temps, ne peut s'accomplir que par l'application ultérieure des connaissances physiologiques à la morale et à la législation. Notre but serait atteint, si nous parvenions à en faire prévoir les avantages par l'utilité de cette discussion.

Le meurtre peut être commis dans un premier accès d'aliénation mentale, susceptible de se manifester sans être précédé d'aucun indice extérieur. Le retour à l'état calme du maniaque peut résulter de l'assouvissement de son penchant, et sa guérison radicale dépendre de l'émotion profonde que peuvent lui faire éprouver l'horreur de son crime et l'effroi du supplice dont il serait menacé. Tels sont les points essentiels de notre thèse : parmi les faits que nous citerons en sa faveur, il en est quelques-uns qui nous appartiennent : ils ont des analogues ; aussi ne les présenterons-nous que comme une arme de plus à réunir au faisceau. Si nous en tirons des conséquenes qui soient imposantes, nous le devrons aux auteurs qui nous prêteront leur appui.

Une mère peut être portée à égorger ses enfans par un penchant irrésistible.

PREMIÈRE OBSERVATION.

Une femme de la campagne (1), âgée de vingt-quatre ans, d'un tempérament bilieux-sanguin, ayant des mœurs simples et de bonnes habitudes, mais peu communicative, était accouchée heureusement de son premier enfant depuis dix jours, lorsque subitement, ayant les yeux fixés sur lui, elle se sentit agitée par le désir de l'égorger. Cette idée la fit frémir; elle porta aussitôt son enfant dans son berceau, et sortit, afin de se distraire de son funeste penchant. Rentrée chez elle aux cris du petit être qui attendait son sein, elle éprouva plus fortement l'impulsion qui la portait à lui donner la mort : elle s'éloigna de nouveau, poursuivie par la crainte de commettre un crime dont elle avait horreur ; elle porta ses regards vers le ciel, elle se rendit à l'église et se mit à prier.

La journée n'avait été, pour cette malheureuse mère, qu'un combat continuel entre

(1) De Mesnières, village situé à une lieue de Neufchâtel-en-Bray.

l'idée d'ôter la vie à son enfant, et la crainte de succomber à son penchant. Elle garda jusqu'au soir le secret de ses agitations; ce fut son curé, vieillard respectable, qui le premier en reçut la confidence. Ce digne ecclésiastique l'entretint dans les espérances que peut donner la religion; et, en homme aussi prudent qu'instruit, il lui conseilla de prendre les avis d'un médecin, et il la fit surveiller jusqu'au lendemain, où nous fûmes appelés.

Arrivés près de la malade, elle nous parut sombre, et son air annonçant la honte de sa position. Questionnée sur la tendresse qu'elle devait avoir pour son enfant, elle nous répondit : « Je sais bien qu'une mère doit aimer son enfant; si je ne l'aime pas, cela ne dépend pas de moi. »

Aucun signe digne d'être noté (1) ne s'offrit à notre examen, si ce n'est la constipation et la diminution de l'appétit. Nous jugeâmes à propos de provoquer la liberté du ventre et de l'en-

---

(1) Ceci répond aux questions que des médecins seraient en droit de nous faire pour ne pas être entré dans les détails qui leur paraîtront manquer dans cette observation, et qui, ce nous a semblé, eussent été déplacés dans une discussion dont l'objet spécial est d'éclairer l'opinion des avocats, des jurés et des juges.

tretenir pendant plusieurs jours ; nous insistâmes surtout pour que l'enfant fût éloigné de sa mère. Huit jours ne s'étaient pas écoulés que la malade revint à des dispositions plus heureuses : elle redemandait son enfant ; il lui fut permis de le voir, mais nous jugeâmes convenable de le laisser chez sa nouvelle nourrice.

Réflexions.

Cette observation est digne de remarque, eu égard à l'individu qui en a été l'objet. S'il était question d'une femme sujette aux affections de l'âme qui agitent si fréquemment, et d'une manière si vive et si variée, les habitans des grandes villes, on pourrait s'en rendre compte par l'état d'exaltation qui lui aurait été propre, et n'y voir pour ainsi dire que la maladie d'un cerveau qui, habitué à des impressions irrégulières, se trouvait prédisposé au trouble de ses fonctions; mais il ne s'agit ici que d'une femme dont l'imagination n'avait jamais souffert de grandes secousses et dont le caractère n'avait rien d'exalté.

S'il existe des penchans irrésistibles indépendans de la volonté, s'ils se manifestent chez des individus dont les affections de l'âme ont toujours été calmes, n'est-ce pas ailleurs que dans l'organe où s'élabore le sentiment du bien et du mal que l'on doit en chercher la cause?

La médecine enseigne que les aliénations mentales peuvent dépendre, ou d'une cause morale, ou d'une cause physique : les unes sont produites par des coups portés sur la tête, par des corps étrangers qui compriment le cerveau, par un vice de conformation du crâne, ou par une lésion organique de l'encéphale; les autres proviennent des affections de l'âme profondes, réitérées ou permanentes.

On considère les premières comme exerçant une action immédiate sur le cerveau; on envisage les secondes comme étant dues plus généralement aux modifications vicieuses que les affections morales peuvent imprimer aux viscères abdominaux.

« Les affections hypocondriaques et mélancoliques, et même la manie, dit M. Pinel, peuvent tenir à des causes morales et à des commotions plus ou moins profondes, qui ont été ressenties dans la région épigastrique....... Quelquefois aussi, selon Lacaze et Bordeux, le centre primitif, d'où se propagent les délires non fébriles, est dans les organes de la reproduction, surtout dans ceux de la femme dont l'empire est si énergique, si on en juge par la passion hystérique...; d'où résultent, suivant des lois déterminées de l'économie animale, certains écarts dans les fonctions de l'entendement, tantôt seulement dans la perception des idées, l'imagination ou la mémoire, tantôt dans la marche du jugement ou du raisonnement; *quelquefois aussi on n'observe aucun dérangement de la raison, mais une impétuosité aveugle et un penchant irrésistible à des actes de férocité et de barbarie.* »

La femme qui est le sujet de l'observation précédente n'était pas, par ses habitudes, prédisposée à la maladie dont elle a été affectée; elle ne se trouvait pas non plus dans la condition des femmes hystériques.

L'hystérie attaque ordinairement les personnes du sexe douées d'une grande sensibilité, les veuves, et celles qui vivent dans une continence absolue, ou qui s'adonnent à des excès opposés. Elle était nouvellement accouchée, et, sous ce rapport, son état n'ayant rien offert de particulier, elle se trouvait en apparence dans une situation conforme au vœu de la nature.

L'accouchement, bien que naturel, peut-il modifier l'état général de la femme, de manière à développer en elle le penchant au meurtre? Cela est vraisemblable.

On sait qu'il n'est pas rare d'observer, chez

les nouvelles accouchées, des aberrations passagères de l'entendement, et la remarque a été faite aussi, que, parmi les animaux domestiques, il arrivait assez souvent que les mères dévoraient ou faisaient périr leurs petits, ou bien qu'elles les délaissaient. Les truies, les chattes, les chiennes même, dont l'instinct semble plus conforme aux affections d'un bon naturel, en offrent d'assez fréquens exemples. De pareilles observations ont été faites parmi les gallinacées.

Il existe donc dans la nature animale une aptitude à contracter accidentellement, et par des causes encore peu connues, une manière d'être qui détache l'animal de ses affections sentimentales, et qui, n'étant pas étrangère à l'homme, peut, en subjuguant sa raison, le ramener à la condition des autres animaux, et imprimer à ses actes tous les écarts d'un instinct aveugle et sanguinaire.

DEUXIÈME OBSERVATION.

A Bures (1), l'épouse d'un boucher, âgée de 40 ans, d'une constitution nerveuse-sanguine, mère de plusieurs enfans, d'un caractère doux, estimable, douée de beaucoup de sens, jouissait

(1) Village à deux lieues de Neufchâtel.

d'une bonne santé que ne menaçaient pas encore les accidens du retour d'âge; mais elle éprouvait des peines d'esprit causées par le dérangement de ses affaires, auquel son mari avait beaucoup de part.

Une nuit, elle eut un rêve où elle croyait apercevoir une corde qu'elle cherchait à saisir pour se pendre, mais qu'elle ne pouvait atteindre parce qu'on l'en empêchait. A son réveil, elle était taciturne, et avait les idées confuses qui bientôt se fixèrent au projet d'égorger ses enfans. Elle annonça à son mari, en fondant en larmes, son funeste dessein, et demanda elle-même qu'on éloignât de ses regards ses enfans et les couteaux de boucherie qui étaient devant elle.

Le même jour, cette femme assiste à la messe en vue de demander à Dieu de meilleures inclinations; mais à peine fut-elle en prière qu'il lui semblait entendre une personne derrière elle, qui lui disait à voix basse de cracher sur le crucifix au pied duquel elle priait. Sa ferveur en fut attiédie, et son imagination s'en affecta vivement, parce qu'elle se persuada qu'elle était possédée du démon. Elle n'attendit pas la fin de la messe; rentrée chez elle, au milieu d'une grande agitation, elle raconta à des voisines ce qu'elle venait d'éprouver.

Ayant vu la malade le lendemain, elle nous raconta, avec beaucoup de précision, les détails qui précèdent. Nous la trouvâmes sans fièvre : ses réponses à nos questions furent très-exactes ; sa physionomie exprimait plutôt le sentiment réfléchi de sa position que la stupeur. Nous apprîmes qu'elle faisait faire une neuvaine : nous l'entretînmes dans l'idée du succès qu'elle en espérait ; elle n'éprouvait aucun désir de boire ni de manger. Questionnée si elle ne se sentait pas disposée à renoncer au projet qu'elle avait eu de faire périr ses enfans, elle nous répondit qu'elle connaissait toute l'étendue du crime qu'elle commettrait, mais que cette idée la dominait malgré elle.

Nous revîmes la malade trois jours après : elle était sujette alors à un symptôme convulsif qui ne se reproduisait que lorsque elle était assise ; au lieu de rester en repos, elle faisait le mouvement continuel d'une personne qui se leverait à demi de sa chaise pour y retomber aussitôt. Ce mouvement cessait lorsque la malade était debout, position qu'elle ne pouvait prendre sans être aidée.

Ce phénomène frappa d'étonnement tous les habitans du village, d'autant plus qu'il ne se manifesta qu'après que cette maniaque eut avalé un verre d'eau bénite à dessein de chasser le démon dont elle se croyait possédée. Cet accident ne dura que quelques jours.

La malade fut saignée, purgée, mise à l'usage des bains, des antispasmodiques, ce qui n'apporta aucun changement à son état.

Nous invitâmes le mari à avoir beaucoup d'égards pour son épouse, et à la flatter d'un meilleur avenir. Nous conseillâmes les promenades à cheval et tous les moyens de distraction qui pouvaient être à sa portée. Ces divers moyens n'eurent pas un effet immédiat; cette malheureuse mère, dont le penchant sanguinaire n'avait d'objet que ses enfans, fut plusieurs mois à leur rendre sa tendresse; revenue à ses affections naturelles, elle n'a pas eu de récidive pendant plus de trois ans que nous avons été à portée de nous en informer.

RÉFLEXIONS.

L'observation qui précède sert à établir que la monomanie homicide peut être indépendante des fonctions qui distinguent la femme; de même que la première, elle présente, comme caractère particulier, le penchant au meurtre dirigé par une mère spécialement contre ses enfans.

Dans la première observation, l'impulsion semble être venue d'une cause instinctive, matérielle, étrangère à toute préoccupation pénible de l'âme; dans la seconde, au contraire, elle paraît avoir eu pour cause des chagrins prolongés.

Le rapprochement de ces deux faits prouve que l'instinct qui dénature les sentimens d'une mère, au point de la porter à donner la mort à ses enfans, ne dépend pas essentiellement des modifications qui peuvent résulter chez la femme des suites immédiates de l'enfantement, ni d'une aberration quelconque des fonctions qui lui sont propres; d'où il faut inférer que la monomanie homicide peut tenir à des causes qui sont indépendantes du sexe, bien que nous jugions qu'elles sont en plus grand nombre chez la femme.

Le même penchant, le même sentiment d'horreur qu'il inspire, la même crainte de succomber, sont des traits communs aux deux observations précédentes. Que l'une des malheureuses mères qui en sont l'objet ait donné la mort à son enfant, aurait-elle été plus coupable que l'autre? Non, assurément. La différence entre l'une et l'autre n'aurait été que dans le degré de l'impulsion qui les agitait.

Aucun symptôme remarquable n'a devancé

l'état maniaque qui s'est manifesté chez la femme qui est le sujet de la première observation ; ce n'est que par un rêve sinistre qu'aurait été préludée l'invasion de la manie sanguinaire observée dans le second cas.

Il y a donc des circonstances où la monomanie homicide peut exister sans avoir été précédée par des indices extérieurs susceptibles de frapper les sens. L'exposition que fait M. Pinel, dans son excellent *Traité de la manie*, des signes précurseurs de cette maladie, tend à confirmer cette opinion.

« Les insensés, au prélude des accès, se plaignent d'un resserrement dans la région de l'estomac, du dégoût pour les alimens, d'une constipation opiniâtre,........ ils éprouvent des agitations, des inquiétudes vagues, des insomnies,..... une taciturnité sombre, une effusion de larmes sans causes connues...... C'est par des visions extatiques pendant la nuit, que préludent souvent les accès de dévotion maniaque; c'est aussi par des rêves enchanteurs, et par une prétendue apparition de l'objet aimé, sous les traits d'une beauté ravissante, que la manie par amour éclate quelquefois avec fureur. »

Que ces divers phénomènes frappent le regard observateur du médecin qui étudie les aberrations qui précèdent la manie, ayant sous les yeux des insensés jugés tels par la récidive de leurs accès, cela se conçoit. Peut-il en être de même lorsqu'il s'agit de l'invasion d'un premier accès?

La plupart de ces phénomènes, considérés comme signes précurseurs de la manie, peuvent avoir lieu dans une infinité de circonstances étrangères à cette affection. On les remarque fréquemment chez les femmes vaporeuses, où, le plus souvent, elles ne sont que passagères comme les causes qui peuvent les produire.

Si on réfléchit maintenant que les malades qui se trouvent dans une telle disposition ne s'en préoccupent pas d'une manière sérieuse; que par conséquent les médecins sont rarement consultés, et que même ceux qui le seraient, en pareils cas, n'y verraient d'abord que des accidens nerveux ordinaires, ou un état commun à diverses affections; si d'ailleurs on considère que leur invasion peut être subite et instantanée, oserait-on nier qu'un premier accès de manie homicide ne puisse se manifester sans avoir été précédé par des signes toujours remarquables?

M. Pinel a admis un genre d'affection mentale qu'il appelle manie sans délire, dont il désigne, de la manière suivante, le caractère distinctif. « Elle est continue, ou marquée par des accès périodiques : nulle altération sensible dans les fonctions de l'entendement, *la perception*, *le jugement*, *l'imagination*, etc. ; mais perversion dans les fonctions affectives, (*quæ movent intùs animum*), impulsion aveugle à des actes de violence, ou même d'une fureur sanguinaire, sans qu'on puisse assigner aucune idée dominante, aucune illusion de l'imagination qui soit la cause déterminante de ces funestes penchans. »

Le fait que nous allons emprunter au même auteur en offre une exemple remarquable suivant ses principes ; il nous servira à confirmer nos raisonnemens.

TROISIÈME OBSERVATION.

« Un homme éprouve par intervalles irréguliers des accès de fureur marqués par les symptômes suivans : d'abord sentiment d'une ardeur brûlante dans les intestins, avec une soif intense et une forte constipation ; cette chaleur se propage par degré à la poitrine, au col, à la face, avec un coloris plus animé ; parvenue aux tempes, elle devient encore plus vive et produit des battemens très-forts et très-fréquens dans les artères de ces parties, comme si elles allaient se rompre ; enfin l'affection nerveuse gagne le cerveau, et alors l'aliéné est dominé par un penchant sanguinaire irrésistible; et, s'il peut saisir un instrument tranchant, il est porté à sacrifier, avec une sorte de fureur, la première personne qui s'offre à sa vue. Il jouit cependant, à d'autres égards, du libre exercice de sa raison, même durant ses accès : il répond directement aux questions qu'on lui fait, et ne laisse échapper aucune incohérence dans les idées, aucun signe de délire; il sent même profondément toute l'horreur de sa situation; il est pénétré de remords, comme s'il avait à se reprocher ce penchant forcené. Avant sa reclusion à Bicêtre, cet accès de fureur le saisit un jour dans sa maison; il en avertit à l'instant sa femme, qu'il chérissait d'ailleurs, et il n'eut que le temps de lui crier de prendre vite la fuite pour se soustraire à une mort violente....... Le combat intérieur que lui fait éprouver une raison saine en opposition avec une cruauté sanguinaire, le réduisent quelquefois au désespoir, et il a cherché souvent à se donner la mort pour terminer cette lutte insupportable.....»

RÉFLEXIONS.

Aucun propos extravagant, aucun geste insolite n'ont été observés dans le fait précédent: quelques impressions intérieures ressenties par le malade, la rougeur du visage et le battement des artères temporales sont les seuls symptômes qui annonçaient le retour des accès; symptômes qui, étant appréciables pour le médecin observateur, ne sont nullement propres à frapper l'attention des personnes inexpérimentées.

Que l'on se représente actuellement l'invasion du premier accès, lorsque le malade, étant chez lui, invite son épouse à fuir précipitamment pour échapper à sa fureur sanguinaire: que l'on suppose que cette femme, n'ayant pas fui, elle eût péri victime de l'impulsion homicide qui agitait son mari, il n'aurait certainement pas été coupable; néanmoins on n'eût pas manqué de le traduire en justice, sous le poids d'une accusation entraînant la peine capitale.

On sait que la manie peut être intermittente, et que ses accès ne se reproduisent quelquefois qu'après un intervalle d'un an et plus. M. Pinel parle d'un maniaque qui était calme et jouissait de sa raison pendant onze mois et demi de l'année. Admettons maintenant que l'individu qui est le sujet de nos réflexions n'eût été susceptible d'éprouver un second accès qu'au bout d'un an, il aurait paru calme pendant toute la durée de l'instruction et des débats judiciaires, sa condamnation eût été prononcée, et l'on aurait envoyé un insensé à l'échafaud.

On a reconnu les avantages d'ébranler fortement, dans certains cas, l'imagination des aliénés : le fait suivant en est un exemple.

« Un homme de lettres éprouve toutes les horreurs du penchant au suicide.... Un voyage qu'il fait à Londres semble développer, avec un nouveau degré d'énergie, sa mélancolie profonde et la résolution inébranlable d'abréger le terme de sa vie. Il choisit une heure très-avancée de la nuit : il se rend sur un des ponts de cette capitale pour se précipiter dans la Tamise; mais, au moment de son arrivée, des voleurs l'attaquent pour lui enlever toutes ses ressources qui étaient très-modiques ou presque nulles. Il s'indigne, il fait des efforts extrêmes pour s'arracher de leurs mains, non sans éprouver la frayeur la plus vive et le plus grand trouble : le combat cesse, et il se produit à l'instant une sorte de révolution dans l'esprit du mélancolique; il oublie le but primitif de sa course, revient chez lui dans le même état de détresse qu'auparavant, mais entièrement exempt et guéri pour toujours de ses projets sinistres de suicide...... » (Pinel.)

L'abandon d'un maniaque à son penchant sanguinaire n'est en quelque sorte que le débordement de l'impression instinctive sous l'influence de laquelle il agit; son penchant une fois assouvi, la force intérieure qui l'agitait se modère. « Le calme succède, et amène en général une guérison d'autant plus solide que l'accès a été plus violent, comme le démontrent les observations les plus réitérées. » (Pinel.)

Un accès de manie homicide ne peut pas aller plus loin que la consommation du meurtre ; or, si le maniaque peut trouver la raison au terme de son aveugle penchant, combien ne devra-t-il pas se pénétrer de l'horreur de son crime et se frapper de la crainte d'en subir le châtiment ? Que l'on se représente alors ses émotions ; et, s'il est vrai que les fortes impressions de l'âme aient quelquefois opéré la guérison de la manie, que l'on nous dise si tout ce que l'on peut attendre de ce moyen ne se trouve pas ici, comme le remède à côté du mal ?

On ne doit pas perdre de vue surtout que nos raisonnemens s'appliquent spécialement aux maniaques, qui, dans leur premier accès, ont commis un meurtre, et qui, n'étant pas constitués en état de folie, doivent, par cette raison, se frapper davantage de leur sinistre position, ce qui ne fait que donner plus de poids à nos opinions.

Si on doit reconnaître que la monomanie homicide peut se manifester chez des individus d'un caractère doux, d'une existence habituellement paisible, et de même que, dans d'autres espèces d'animaux, tenir à une disposition intérieure contre nature; s'il est vrai que les impressions fortes de l'âme puissent quelquefois guérir la manie; si on convient qu'un accès de monomanie homicide puisse avoir lieu sans être annoncé par des symptômes capables de frapper l'attention, doit-on admettre également, d'après la plupart des auteurs, que le maniaque qui commet un meurtre par suite d'un penchant auquel il n'a pu résister, puisse être considéré comme un être qui jouit de sa raison ?

Nous sentons ici le besoin d'honorer l'espèce humaine, en nous refusant à partager une telle opinion.

Où l'individu n'a pas la possibilité de suspendre ses déterminations, il n'y a plus de libre arbitre, et là, où l'homme n'a plus la liberté morale d'agir, sa raison n'a plus d'empire ; il se trouve descendu à l'instinct des animaux dont il imite la férocité ; l'être humain a disparu.

La raison est le signe distinctif de l'espèce humaine : son exercice n'est autre chose que l'usage régulier des facultés intellectuelles ; son absence réduit l'homme à n'avoir pour régulateur que ses facultés instinctives.

Si jusqu'ici nous avons cherché à expliquer certains phénomènes de la vie par le jeu naturel des organes, loin de nous cette philosophie cynique qui ne voit ce qui est que dans les choses terrestres.

La raison est le lien qui unit l'homme au Créateur : elle porte au fond du cœur le sentiment de ce qui est juste et bon ; elle promet une récompense aux bonnes actions ; c'est l'âme immortelle. Qui pourrait en douter, quand la divine sagesse ne voit le crime que là où la raison l'éclaire. « Pardonnez-leur, ils ne savent ce qu'ils font. » Paroles sacrées qui doivent retentir à l'esprit des juges, toutes les fois qu'ils ont à se prononcer dans la cause d'un individu dont on peut présumer le trouble des facultés mentales.

NOTICE
SUR PAPAVOINE (1).

Papavoine était d'un tempérament bilieux, d'un âge où les réactions vitales peuvent être de la plus grande force, il avait reçu une bonne éducation, son caractère n'offrait rien de violent; mais il avait de la rudesse, il était peu communicatif, comme tous les individus d'une constitution bilieuse avec penchant à l'hypocondrie. Il remplissait avec zèle et aptitude les fonctions dont il était chargé. Il avait éprouvé de vives contrariétés causées, entre autres, par la perte de son emploi, qu'il regardait comme un acte d'injustice commis à son égard. Il a été reconnu que son père avait eu plusieurs accès de folie. Tels sont les faits caractérisés

---

(1) Dans un mémoire intitulé : *Examen médical sur les procès criminels des nommés Léger, Feldlmann, Lecouffe, Jean Pierre et Papavoine, etc.*, M. le docteur Georget a présenté des considérations médico-légales qui nous paraissent fondées à beaucoup d'égards, mais où ne se trouvent pas exposées les propositions qui servent de bases à notre écrit.

et bien propres à faire apprécier la nature de ses impressions morales.

RÉFLEXIONS.

« Le tempérament bilieux est celui dans lequel les viscères abdominaux, le foie principalement, sont le foyer où se développe et d'où s'irradie la vitalité ou la force d'action qui le distingue.... C'est dans l'abdomen que se concentrent la plupart des affections qui lui sont propres (1).

Les choses étant ainsi envisagées, lorsque les impressions vicieuses organiques, capables de déterminer les affections mentales, naîtront de ce point, ne s'expliquera-t-on pas l'intensité des accès de manie auxquels cette constitution prédispose ; et, si la vigueur de l'âge est propre à en favoriser l'énergie, les actes d'aliénation mentale qui auront lieu dans cette circonstance ne devront-ils pas fréquemment offrir, au plus haut degré, tous les caractères de la violence et de la fureur ?

Les affections chagrines que Papavoine avait éprouvées pouvaient seules, en raison de son

---

(1) *L'Auteur*, Doctrine médicale, expliquée d'après les théories enseignées depuis Hippocrate jusqu'à M. Broussais.

organisation, amener l'aliénation mentale; mais, si on avait eu égard à la funeste hérédité qui l'y prédisposait, il eût été, ce nous semble, bien difficile, et surtout trop peu réservé, d'affirmer qu'il avait commis le meurtre dont on l'accusait, avec une disposition d'esprit qui lui permettait de raisonner son action, lorsque d'ailleurs l'opinion contraire pouvait raisonnablement se fonder sur ce qu'on n'avait acquis aucune certitude, ni même aucun soupçon, des motifs qui auraient dû être si puissans pour le porter à commettre un attentat aussi horrible.

Le père de Papavoine avait eu des accès de folie.. ...! « L'observation nous apprend, dit Cabanis, que les habitudes de la constitution se transmettent des pères et mères aux enfans; qu'elles se conservent comme une marque ineffaçable au milieu des circonstances les plus diverses de l'éducation, du climat, des travaux, du régime; au milieu des atteintes qu'elles reçoivent incessamment de toutes ces circonstances réunies; on les voit même résister au temps... Ce fait général, et toutes les conséquences qui en découlent, peuvent se confirmer encore par la considération des maladies héréditaires, qui paraissent inhérentes à l'organisation même.... »

Puissent ces assertions sur les maladies héréditaires être prises en sérieuse considération par ceux qui sont appelés à éclairer la justice, et par les magistrats qui en sont les dépositaires.

On sait, à l'égard de Papavoine, qu'il avait voulu fuir, qu'il avait la conscience de son crime, qu'il l'avait nié, et que sa raison ne semblait nullement altérée, ce qui ne suffirait pas, d'après les principes que nous avons établis dans cette discussion, pour affirmer qu'il jouissait de sa raison au moment où éclata sa fureur meurtrière.

Pourquoi, dira-t-on peut-être, chercher à réhabiliter la mémoire d'un homme dont la férocité fait horreur? Tel n'est pas l'objet principal de nos réflexions : tant mieux, si elles pouvaient offrir quelques consolations à sa famille; la chose qui nous importe le plus aujourd'hui est d'appeler l'attention sur un ordre de maniaques qui, sans motifs, cédant à un penchant aveugle et irrésistible, s'abandonnent, dès leur premier accès, aux actes les plus sanguinaires.

Qu'une reclusion perpétuelle sépare pour toujours ces êtres dégradés, de la société, dans laquelle ils ont porté l'épouvante, mais qu'on ne les envoie pas à l'échafaud; la raison ne demande pas leur sang, l'humanité le refuse.

On objectera peut-être encore que la sécurité publique exige des punitions exemplaires. Nous ne chercherons pas à peser les motifs qui ont porté de sages et profonds publicistes à s'élever contre l'application de la peine de mort, nous ferons seulement remarquer qu'il restera toujours à punir assez de coupables qui auront froidement raisonné l'exécution de leurs crimes. Au reste, s'il suffisait d'être convaincu pour émettre une vérité, nous établirions comme une chose certaine que l'on revient meilleur des conférences d'un prédicateur qui persuade au lieu d'épouvanter, ou des obsèques d'un homme de bien, que d'un spectacle sanglant donné en place de Grève.

DU MEURTRE

COMMIS

PAR HENRIETTE CORNIER.

Au moment où nous écrivons nous ne connaissons pas les résultats de l'instruction judiciaire dirigée contre la fille Cornier; il n'est donc pas en notre pouvoir d'y rattacher tous les raisonnemens physiologiques que pourraient motiver les détails circonstanciés qui se rapportent au meurtre qu'elle a commis.

La fille Cornier est moins le motif spécial que l'occasion qui nous a fait entreprendre cette discussion. Notre dessein, nous l'avons déjà dit, a été de présenter des considérations, qui, d'une application générale, puissent être appréciées et pesées, dans toutes les circonstances, par ceux qui ont la mission, soit d'éclairer la justice, soit d'en prononcer les arrêts.

Nous bornerons nos réflexions aux faits qui nous sont connus.

Henriette Cornier caresse un enfant qu'elle n'a pas l'habitude d'affectionner, et, pour la première fois, elle demande à sa mère à l'emmener avec elle. Arrivée dans sa chambre, elle l'étend sur un lit, dispose un vase pour recevoir son sang, et, aussitôt, armée d'un couteau de cuisine, elle lui tranche le cou. La tête tombée, elle l'enveloppe d'un linge et la lance par la croisée. Cet accident fait rumeur et porte l'effroi dans le quartier; bientôt on l'entoure, la police judiciaire arrive, on la retrouve assise, d'un air tranquille, auprès du cadavre de son innocente victime. Un médecin l'examine, son pouls est trouvé calme, mais elle est dans un état de stupeur et d'immobilité voisin de la catalepsie.

On a dit que la fille Cornier s'était déclarée enceinte, et que les gens de l'art avaient jugé le contraire. On a également raconté que, dans la prison, elle conservait sa stupeur, et que, lorsqu'on lui demandait pourquoi elle avait commis le meurtre dont elle est accusée, elle répondait : « *J'ai eu une idée.* » Ici se termine ce que nous savons à l'égard de cette fille.

Réflexions.

Les caresses inaccoutumées que fait la fille Cornier à l'enfant qu'elle veut emmener avec elle, seraient explicables par le caractère de certaines affections mentales où ceux qui en sont atteints mettent beaucoup d'intelligence et de ruse à faire réussir leurs desseins, ce qui est connu des médecins.

Nous avons donné des soins à une femme de cinquante ans, d'un tempérament mélancolique, sombre, peu communicative dans son état ordinaire, et qui, dans sa démence, était d'une gaîté excessive et parlait avec la plus grande volubilité. Elle ne manquait jamais d'inviter, d'un air fort touchant, les personnes qui venaient la visiter, à vouloir bien l'embrasser, et, aussitôt qu'elle pouvait saisir aux cheveux celles qui se présentaient pour satisfaire son désir, elle les tenait avec beaucoup de force et les secouait de manière à leur faire autant de mal qu'elle aurait pu en avoir le dessein, dans le plus violent accès de colère; ce qu'elle faisait néanmoins au milieu des plus grands éclats de rire, ce qui prouve que les actes d'un maniaque peuvent être en opposition complète avec la disposition apparente de son caractère.

Étendre un enfant sur un lit, préparer un vase pour en recevoir le sang, lui trancher la tête, l'envelopper ensuite d'un linge, et la jeter dans la rue, n'est-ce pas l'acte d'un être en démence? Pourquoi recueillir ce sang? Dira-t-on qu'elle voulait ne pas laisser des traces de son crime? Mais elle a jeté la tête par la croisée, comme s'il lui était venu à l'idée de donner au voisinage un spectacle d'horreur et d'épouvante.

Que cette malheureuse ait fui, qu'elle ait nié son action, on pourrait lui supposer assez de discernement pour croire qu'elle aurait agi en connaissance de cause et dans toute la liberté de sa raison.

Traduite, dans cette supposition, devant la justice, nous avons exposé, dans le cours de cette discussion, les principes dont la défense pourrait argumenter en sa faveur; mais, au lieu de prendre la fuite, on la trouve auprès de sa victime, calme et immobile.

Il n'est pas rare de remarquer, au déclin des accès de manie, l'ensemble des phénomènes observés chez la fille Cornier. « Sorte d'épuisement qui se marque par un sentiment général de lassitude,..... confusion extrême dans les idées,..... abattement, stupeur, insensibilité.... Souvent l'aliéné reste sans mouvement; ses traits sont altérés, et son pouls faible et déprimé. » (Pinel.)

On a dû voir, d'après la lecture de cet écrit, que l'état de grossesse où aurait pu se trouver la fille Cornier est une chose assez peu importante, eu égard à la manie dont elle serait atteinte, puisqu'il est reconnu qu'elle peut en être indépendante.

Notre intention ne saurait être, en faisant ce rapprochement, d'atténuer en aucune manière les égards que doit obtenir une femme enceinte, devant la justice, ni d'affaiblir les discussions physiologiques qui pourraient lui être favorables.

Nous voulons éclairer l'opinion et la disposer à ne pas accorder moins d'intérêt à la femme qui, n'étant pas enceinte, peut être privée de sa raison et en manifester tous les écarts.

« *J'ai eu une idée.* » Cette réponse de la fille Cornier nous paraît seule un trait caractéristique d'aliénation mentale; elle serait insignifiante dans la bouche d'une personne saine, qui chercherait sa justification ; elle est imposante dans celle de la fille Cornier.

Nous avons fait remarquer que la manie était quelquefois annoncée par des rêves sinistres ou des visions nocturnes, de sorte que l'imagination en est comme frappée, et que le trouble des facultés mentales peut en être le résultat.

« On sait qu'il existe des rapports constans et déterminés entre les songes et le délire, phénomènes qui sont indépendans du jugement et de la volonté, et dont la principale cause est dans les impressions ressenties par les organes intérieurs, qui sont aussi la source des déterminations instinctives et des désirs ou des appétits qui s'y rapportent immédiatement ;..... d'où il résulte également que, dans les rêves, il peut se former de nouvelles combinaisons d'idées, et qu'il en peut naître que nous n'avons jamais eues... De là, par la même raison, les nombreuses images qui se reproduisent dans la folie, et leur peu de rapports avec les objets réels. » (CABANIS.)

Maintenant, combien ne paraîtra-t-il pas probable que l'idée que dit avoir eue la fille Cornier a été comme le point de départ de l'action sanguinaire à laquelle elle s'est abandonnée? Quelle est cette idée, demandera-t-on peut-être? Pourquoi ne l'explique-t-elle pas? Par la même raison, répondrons-nous, qui fait que, dans certains cas, nous nous rappelons confusément d'un songe qui nous a fortement agité, et dont les détails ne peuvent plus se retracer à la mémoire.

Nous terminons ici cette discussion, parce qu'elle nous paraît suffire pour faire sentir que l'instruction, en matière criminelle, doit redoubler de zèle et de vigilance, afin de parvenir à connaître le motif qui a pu déterminer l'action, réputée coupable, des accusés qu'elle traduit en justice, de crainte que le ministère public, lorsqu'il s'agit d'un individu prévenu de meurtre, ne demande sa condamnation et ne la fonde sur *un instinct de férocité, un goût de cruauté bizarre, d'affreux caprices de misanthropie poussés jusqu'à une sorte de rage contre les individus, une disposition diabolique qui entraîne à une barbare soif du sang d'autrui, et à assouvir sa rage forcenée* (1).

Nous avons dû, ce nous semble, faire comprendre, par cette discussion, que de tels phénomènes peuvent naître d'une disposition organique vicieuse, et se manifester indépendamment de tout sentiment raisonné ou volontaire, de sorte que, dans les circonstances susceptibles de l'application motivée de nos raisonnemens, si nous avions à nous prononcer devant la justice, nous dirions, forts de notre conviction, où l'accusation cherche un coupable, nous ne voyons qu'un insensé.

(1) Procès de Papavoine.

FIN.

Imp. de Carpentier-Méricourt, rue Trainée-St-Eustache, n. 15.

www.ingramcontent.com/pod-product-compliance
Lightning Source LLC
LaVergne TN
LVHW012019160826
845678LV00002B/924

* 9 7 8 2 3 2 9 6 6 5 2 7 6 *